URIAGE-LES-BAINS

(Isère)

Par le Dr A. DOYON

Médecin Inspecteur

Correspondant de l'Académie de Médecine de Paris.

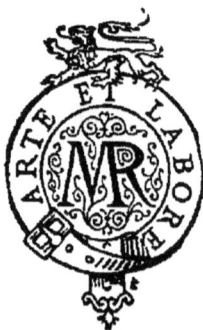

LYON

IMPRIMERIE MOUGIN-RUSAND

3, rue Stella, 3

1889

URIAGE-LES-BAINS

URIAGE-LES-BAINS

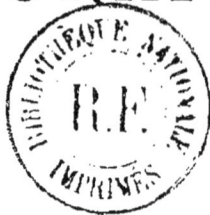

(Isère)

Par le Dr A. DOYON

Médecin Inspecteur

Correspondant de l'Académie de Médecine de Paris.

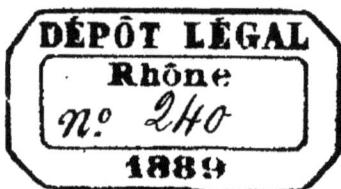

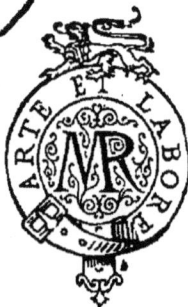

LYON

IMPRIMERIE MOUGIN-RUSAND

3, rue Stella, 3

1889

Topographie

URIAGE est situé dans une des vallées latérales du *Graisivaudan*, pays qu'il suffit de nommer pour évoquer devant les artistes et les touristes leurs plus riants et plus fidèles souvenirs. Il est placé à l'entrée du vallon de Vaulnaveys, à 12 kilomètres de Grenoble et à 420 mètres d'altitude.

La vallée de Vaulnaveys, de 9 kilomètres de longueur, s'étend du nord au midi. Elle commence à l'établissement thermal et se termine, au midi, par l'historique château de Vizille et la Romanche. Un coteau, situé là comme à dessein et au sommet duquel s'élève le château d'Uriage, l'abrite des vents du nord.

Toute la région comprise entre Grenoble, Uriage et Vizille est d'une admirable fertilité ; elle ne le cède ni sous le rapport du pittoresque, ni sous celui de la variété des sites, de la richesse et de la vigueur de la végétation, aux contrées les plus célèbres. Partout les arbres fruitiers abondent : noyers, châtaigniers, pommiers, cerisiers, etc., la

vigne est cultivée sur toutes les pentes convenable-
ment exposées. Au-delà des villages et des hameaux
disséminés dans la montagne s'étalent de magnifi-
ques forêts de sapins, au-dessus desquelles surgis-
sent des cimes escarpées et dénudées qui forment
un vaste cirque dans lequel tombe la cascade de
l'Oursière. A droite, Champrousse (2,247 mètres),
à gauche, le Colon, et plus en arrière, le pic de
Belledonne (2,982 mètres).

Rappelons en passant que le club alpin a fait
construire à la Pra (qui est à mi-chemin du pic de
Belledonne) un chalet confortable dans lequel les
excursionnistes (touristes ou simples baigneurs)
pourront désormais trouver un abri, au cours de
l'une des ascensions les plus intéressantes qui leur
soient offertes dans les régions alpestres.

Du reste, les excursions dont Uriage est le point
de départ sont aussi nombreuses qu'agréables : il
sera facile à chaque baigneur de les choisir, de les
varier, en les proportionnant à ses goûts et à ses
forces.

Le climat d'Uriage est salubre, les vents y sont
rares et les variations atmosphériques peu sen-
sibles. Pendant les mois les plus chauds de l'été,

les matinées et les soirées sont fraîches ainsi que les nuits. Du reste, la douceur du climat est attestée par la vigueur de sa robuste végétation, tout spécialement par la présence de la vigne qui réussit très bien.

L'établissement thermal ne fait point partie d'un village ou d'un bourg; c'est une agglomération de bâtiments tous construits en vue de l'utilisation des eaux, ainsi que des besoins et du confort des baigneurs.

Tous ces bâtiments, — par conséquent parfaitement appropriés à leur destination, — sont situés soit, pour la plupart, au milieu d'un parc, soit le long d'une avenue parallèle à la route d'Uriage à Vaulnaveys-Vizille.

On arrive aujourd'hui très facilement à Uriage : trois lignes de chemin de fer aboutissent à Grenoble (12 kilomètres) ou à Gières-Uriage (6 kilomètres). Dans chacune de ces gares on trouve, à l'arrivée de chaque train, un service public d'omnibus à destination de l'établissement. En y télégraphiant d'avance, les personnes qui désirent des voitures particulières seront sûres d'avoir, en descendant de vagon, des landaux, des victorias ou de petits omnibus de famille qui, en une heure et demie à partir de Grenoble, en une heure à partir de Gières-Uriage, les conduiront directement à la station thermale.

Il n'y a pas lieu de faire ici l'historique des eaux d'Uriage. Ces eaux étaient connues des anciens : les Romains y avaient installé un établissement important dont on a trouvé de nombreux et très intéressants témoignages qui sont conservés dans les collections du château d'Uriage.

C'est seulement de 1823 que date véritablement la Renaissance des eaux d'Uriage; et c'est à l'initiative intelligente et infatigable de M. le comte Louis de Saint-Ferriol qu'est due la création de l'établissement actuel qui, d'améliorations en améliorations, peut certainement aujourd'hui rivaliser avec ceux de notre pays auxquels s'attache au plus juste titre la faveur publique.

Saison. — La saison commence le 15 mai et finit le 1er octobre.

Il y a un bureau de poste — trois distributions chaque jour — et un bureau télégraphique ouvert toute la journée au public.

Une chapelle pour le culte catholique et un local approprié pour le culte protestant.

De nombreux hôtels, maisons meublées et villas sont disséminés dans le parc.

Le casino d'Uriage, sans offrir les distractions attrayantes, souvent même trop absorbantes de certains établissements similaires, présente cependant de réels éléments de diversion à l'ennui que chacun ressent de l'éloignement de sa famille : salle de spectacle, salons de conversation et de lecture, salles de jeu. L'orchestre joue tous les jours dans le parc.

Mais qu'on nous permette, à ce sujet, une explication. L'accessoire ne doit jamais empiéter sur le principal ; à plus forte raison ne doit-il pas le compromettre. Une station d'eau minérale est, avant tout, un sanatorium. A côté de la cure thermale, ce qui a droit de figurer en première ligne, et ce qu'Uriage offre à chaque pas et dans des conditions les mieux appropriées aux aspirations, aux convenances, aux forces de chacun, ce sont les moyens de se retremper dans l'air pur et vivifiant de la campagne, des montagnes, loin du tracas des affaires et des soucis qu'entraîne le *struggle for life*. A une époque où le nervosisme tend de plus en plus à nous envahir, où tous, plus ou moins, succombons au surmenage physique ou intellectuel, la vie calme, les promenades en montagne, au besoin le repos en plein air sont un des meilleurs adjuvants du traitement thermal proprement dit et un des plus efficaces reconstituants d'un organisme ébranlé ou affaibli chez l'enfant comme chez les adultes.

Concluons sur ce point en répétant avec le poète latin aux baigneurs : « Laisse tes soucis à la ville si tu veux sortir d'ici délivré de tes maux.»

Installation.

LA température de l'eau minérale n'étant que de 27° centigrades, on est obligé de la faire chauffer pour le service des bains ; mais le chauffage s'effectuant directement au moyen de la vapeur d'eau, ne saurait l'altérer.

L'établissement thermal renferme plus de quatre-vingts cabinets de bains. Tous sont bien éclairés et commodes ; quelques-uns à deux baignoires, le plus grand nombre à une seule. Presque tous les murs de ces cabinets sont aujourd'hui revêtus de faïence blanche.

Depuis trois ans on a construit une nouvelle galerie de bains pour dames sur l'emplacement de l'ancienne galerie de la buvette. Dans cette installation vraiment luxueuse, chaque chambre est précédée d'un cabinet de toilette très élégant et très confortable.

Des cabinets avec baignoires, pour douches locales de toute espèce, d'autres avec bains de siège, deux pièces exclusivement destinées aux baignoires d'enfants, etc., complètent cet ensemble d'appareils pour la médication balnéaire.

L'installation des douches est au niveau de celle qui existe dans nos premières stations thermales. Chaque système de douches se compose d'un cabinet dans lequel la douche est administrée et de deux cabinets de toilette situés de l'un et de l'autre côté de cette pièce. D'autres cabinets avec divers appareils pour douches locales, complètent ce service.

Comme les cabinets de bains, toutes ces salles sont décorées en faïence émaillée, blanche ou ornée de dessins de couleur.

Les douches peuvent à volonté être administrées chaudes, ou bien alternativement chaudes et froides (douches écossaises), suivant les indications des médecins.

Elles sont accompagnées de massage.

Buvette.

DEPUIS 1885, on a construit au centre de la cour de l'établissement un pavillon octogone très spacieux, dans lequel se trouve la buvette actuelle. On accède à ce pavillon par une galerie abritée. Immédiatement derrière la buvette et en communication directe avec elle, existe une grande pièce, dans laquelle sont placées des cuvettes à eau courante pour les gargarismes ; dans cette même pièce se trouvent les appareils nécessaires pour les irrigations naso-pharyngiennes (1).

Pulvérisation.

Il y a deux salles de pulvérisation, l'une pour les dames et l'autre pour les hommes. Elles sont toutes deux situées dans un pavillon, à peu de distance de celui de la buvette. Chacune de ces deux salles contient de 10 à 12 appareils. La pulvérisation de l'eau se fait par le procédé du docteur Sales-Girons. Le tuyau dans lequel arrive l'eau

---

(1) Ces appareils consistent en un récipient mobile — de manière à pouvoir être placé à des hauteurs différentes — du fond duquel part un tube en caoutchouc dont l'autre extrémité porte un disque en porcelaine en forme de lentille percé au centre. On applique ce disque contre la narine. Une faible pression suffit pour obtenir une obturation complète. Il importe, avant de prescrire les irrigations naso-pharyngiennes, de s'assurer de la perméabilité des orifices.

pour la pulvérisation passe dans un manchon en tôle que l'on peut à volonté remplir de vapeur, ce qui permet de porter la température de l'eau minérale au degré désiré.

Hydrothérapie.

CE pavillon se compose d'une grande salle carrée, décorée de faïences émaillées en couleur. Elle renferme tous les appareils propres à remplir les indications les plus variées de la méthode : douches en jet, en colonne, en cercle, en arrosoir, etc... Le médecin a donc à sa disposition l'ensemble des ressources que met en œuvre l'hydrothérapie moderne.

Service des indigents.

DOUZE cabinets de bains, deux cabinets de douches et une fontaine pour la boisson, sont destinés à ce service auquel l'Administration, fidèle exécutrice des intentions des fondateurs d'Uriage, attache à juste titre la plus grande importance.

Tout malade muni d'un certificat d'indigence du maire de sa commune et d'un certificat du percepteur constatant qu'il ne paye pas plus de 15 francs d'impôt, est admis au traitement gratuit, et reçoit, en outre, deux fois par semaine, des secours alimentaires. Ces distributions de pain sont le produit de quêtes faites dans l'établissemeut pendant la saison thermale ; touchant usage qui, incessamment et presque directement, affecte le superflu du luxe à satisfaire aux besoins de l'indigence.

Bien entendu, la visite du médecin inspecteur, qui a lieu chaque jour, est gratuite. De même les remèdes complémentaires leur sont délivrés gratuitement.

Les malades indigents sont reçus à l'établissement du 15 mai au 1er juillet, et du 1er septembre au 1er octobre.

Rappelons aussi qu'il n'existe à Uriage aucun hôpital pour les indigents : ils doivent se loger dans les petits hôtels ou les fermes du voisinage.

Cependant il y a à Uriage une maison louée par l'hôpital de Grenoble. Elle renferme 24 lits, et, chaque année, au commencement de juin et à la fin du mois d'août, l'Administration de l'hôpital de Grenoble y envoie un certain nombre de malades. Le prix de la journée est de 2 francs. Les baigneurs peu aisés peuvent y être admis en payant le prix fixé par l'Administration.

Sources minérales.

LES sources d'Uriage sont au nombre de deux :

Source saline et sulfureuse. — 1° Cette source a une origine évidemment géologique et est caractérisée par la présence d'une grande quantité de chlorure de sodium, avec un volume très pondérable d'acide sulfhydrique.

Source ferrugineuse. — 2° C'est une eau minérale dite superficielle ou de lixiviation, dont la grande quantité de fer constitue la propriété la plus remarquable.

Eau saline et sulfureuse.

L'ANALYSE des eaux d'Uriage a été faite en 1865, par M. Jules Lefort, membre de l'Académie de médecine.

La température de l'eau est au griffon de la source de . . . . 27°,2

A la buvette de . . . . 23°,4

La densité de 1,0084

Voici le résultat de l'analyse de M. J. Lefort :

		Grammes.
Densité	1,0084	
Azote à zéro et à 760m. . . .	19cc, 5	
Acide carbonique libre. . . .	3, 2	0,0062
— sulfhydrique	7, 3443	0,0113
Chlorure de sodium		6,0569
— de potassium		0,4008
— de lithium		0,0078
— de rubidium		
Iodure de sodium.		impondérables.
Sulfate de chaux.		1,5205
— de magnésie		0,6048
— de soude.		0,1875
Bi-carbonate de soude		0,5555
Hyposulfite de soude.		indices.
Arséniate de soude.		0,0021
Sulfure de fer.		impondérable.
Silice		0,0790
Matière organique.		indices.
		10,4262
Poids du résidu salin obtenu à 180 degrés.		10,2760

M. Péligot, membre de l'Institut, a bien voulu,
en 1881, faire une nouvelle analyse de l'eau
saline et sulfureuse d'Uriage. Il est arrivé aux
mêmes résultats que M. Lefort, sauf quelques
différences insignifiantes.

Voici, du reste, les résultats de son analyse :

	Grammes.
Acide sulfhydrique	0,010
Carbonate de chaux.	0,388
Chlorure de sodium	6,000
Chlorure de potassium	0,402
Sulfate de chaux	1,143
Sulfate de soude	1,253
Sulfate de magnésie.	0,609
Arséniate de soude	0,002
Silice.	0,014
	9,807

Sauf l'acide sulfhydrique, qui disparaît par la dessication, ces corps sont calculés à l'état anhydre ; en évaporant un litre d'eau dans le vide, à la température ordinaire, le résidu pèse 11 gr. 917 en raison de l'eau de cristallisation des sulfates de soude, de chaux et de magnésie.

M. Péligot a constaté, en outre, la présence de très petites quantités d'iode et d'acide borique.

Les nombres qui précèdent s'écartent peu de ceux obtenus par M. Lefort ; le dosage des acides et des bases est sensiblement le même, mais M. Péligot donne une forme un peu différente à son interprétation, interprétation qui, comme on le sait, est essentiellement hypothétique.

Selon ce dernier chimiste, c'est à la présence des carbonates de chaux et de magnésie qu'il faut attribuer l'alcalinité faible, bien que sensible, de l'eau d'Uriage.

Quant à l'origine de notre eau minérale, M. Péligot admet, conformément à l'opinion de M. Lory, qu'elle proviendrait de gisements salifères qui tiennent à la disposition de l'eau pluviale les produits de l'évaporation d'anciennes mers. On trouve, en effet, dans l'eau d'Uriage toutes les substances qui se rencontrent dans l'eau des mers. Par conséquent, il ne paraît pas douteux, dit M. Péligot, que l'eau d'Uriage ait une origine marine.

Quant au principe sulfuré, il est probable, selon ce même auteur, qu'il est dû à la transformation des sulfates en sulfures sous l'influence du contact des matières organiques ; ces matières sont les algues qui constituent la glairine et la barégine des eaux sulfureuses : on les désigne souvent aussi sous le nom de sulfuraire. Ces êtres, qui abondent dans les eaux d'Uriage, agiraient ainsi à la manière d'un ferment.

D'après ce qui précède, l'eau sulfureuse d'Uriage appartiendrait à la classe des eaux chlorurées et à la division des *eaux chlorurées sodiques sulfureuses*, dont elle est l'un des types les plus remarquables au point de vue de sa minéralisation.

Modes d'emploi des eaux d'Uriage.

E me borne à dire ici quelques mots sur l'action physiologique de l'eau saline et sulfureuse, renvoyant, pour une étude plus complète, à la deuxième édition de mon ouvrage : *Uriage et ses eaux minérales*. Paris et Grenoble, chez G. Masson et Xavier Drevet, 1884.

Boisson. — Examinée à la buvette où elle arrive par un siphon, l'eau minérale est parfaitement limpide ; exposée à l'air, elle prend une teinte légèrement opaline, se trouble et blanchit rapidement ; changement dû à la décomposition de l'acide sulfhydrique, dont le soufre se précipite dans l'eau.

A la dose d'un ou deux verres, l'eau d'Uriage est apéritive, elle active les fonctions stomacales et intestinales. A dose plus élevée, de trois à six verres, elle purge doucement sans déterminer de coliques. Elle manifeste aussi, chez certaines personnes, une action diurétique réelle.

Mais l'influence de l'eau d'Uriage sur l'organisme est tout à la fois altérante et reconstitutive.

Cette double action ressort chimiquement et cliniquement de sa composition, révélée et par la chimie et par l'observation clinique.

Action altérante. — Elle s'opère par l'usage des eaux fortement minéralisées et de celles à bases sodiques. Les eaux, ainsi spécifiées, agissent en favorisant les échanges nutritifs, en modifiant le terrain; ce qui revient à dire qu'elles font cesser, en vertu de leur appropriation, à chacun d'eux, les troubles de nutrition, troubles qui dépendent le plus souvent de causes diverses, dont les plus saillantes, celles que l'on doit tout d'abord rechercher, consistent dans l'hérédité, dans les habitudes diététiques et hygiéniques. C'est dans cette voie, par conséquent, dans cet ordre de recherches, que nous paraît être le progrès pour la thérapeutique hydrominérale.

L'arthritisme est tenu, à l'heure actuelle, pour le grand fauteur de la plupart des maladies constitutionnelles. Pour ne parler ici que de l'eczéma et du psoriasis (dermatoses que nous observons le plus fréquemment) n'est-il pas évident que dans bon nombre des cas, on voit ces affections cutanées dans les familles chez lesquelles la goutte, le rhumatisme, les migraines, l'asthme, la gravelle, etc., sévissent sur d'autres membres indemnes de lésions tégumentaires et dont les ancêtres eux-mêmes ont été atteints à des degrés divers.

Depuis longtemps, il m'a été donné de vérifier que, dans ces cas, l'eau d'Uriage produit des modifications dans les échanges organiques intimes, d'où résulte une atténuation marquée, sinon l'annihilation des prédispositions héréditaires. Ainsi sont, pour ainsi dire, créés de nouveaux tempéraments, ou tout au moins des conditions organiques meilleures pour la santé, permettant à l'organisme de lutter avec plus d'avantage contre les influences nocives dont nous parlons.

Cette action altérante, réformatrice des modes pervertis de nutrition intime, est sans doute difficile à à préciser, à définir, par des mots. Heureusement, l'observation clinique nous permet de l'apprécier et de nous en rendre compte de par les résultats obtenus.

Action reconstituante. — Mais à côté de cette première influence indéniable, il en est une autre : c'est l'action reconstituante générale qui se traduit par un *remontement* de l'organisme affaibli, déprimé. Elle se fait visible en quelque sorte, on la constate journellement à Uriage, soit sous l'influence de l'eau en boisson, soit sous celle des bains et des douches. Ces deux actions, altérante et reconstituante, inhérentes à nos eaux, sont un point de départ qu'on ne saurait perdre de vue dans l'analyse physiologique que nous ébauchons ici. Il nous a constamment inspirés, nous nous sommes toujours maintenus dans cette voie aussi féconde que rationnelle, nous guidant d'ailleurs en ceci sur des idées analogues à celles que M. Albert Robin vient d'exprimer avec une si grande hauteur de vues dans son remarquable rapport à l'Académie de Médecine : « L'emploi des eaux minérales est un des plus sûrs moyens de produire ces modifications lentes et constitutionnelles, qui doivent aboutir à une inversion du mode nutritif de l'individu ; mais au moins faut-il savoir comment réagissent les échanges devant telle ou telle eau minérale. »

. **Action générale.** — On peut et il faut le dire : Uriage est une station pour les enfants. C'est à leur adresse que va tout particulièrement l'action reconstituante ci-dessus définie ; à eux ainsi d'ailleurs qu'aux lymphatiques et à tous les sujets qui, sous l'influence du séjour prolongé dans les grandes villes, souffrent plus ou moins d'un ralentissement dans leurs fonctions, dont l'hématose s'accomplit défectueusement et qui, par suite, ont besoin du *coup de fouet* que seules donnent des eaux toniques soutenues par l'influence d'un air pur et vivifiant. Il se sent, il se voit, et journellement progressif, cet effet régénérateur des bains et de la douche hydrominérale qui, à Uriage, ont un si salutaire et si décisif pouvoir sur tous ceux que le lymphatisme, l'anémie, l'arthritisme ou la tuberculose ont marqués de leur empreinte. Que de victimes, vouées d'avance aux plus fatales dégénérescences, ne doivent leur salut qu'au *nisus formativus* de bon aloi dont l'élan a été donné à ces organismes sur le seuil du marasme, par une seule saison à nos eaux !

Bains. — Les bains d'eau d'Uriage sont toniques et fortifiants ; mais bien entendu leur influence variera suivant la température à laquelle ils seront prescrits et suivant leur durée. Ce sont là des points d'une importance capitale et que le praticien doit scrupuleusement peser suivant les effets qu'il veut obtenir. Dans le traitement des maladies de la peau, plus peut-être que dans toutes les autres maladies, il faut en tenir compte. Si contre telle dermatose un bain de 20 à 30 minutes est suffisant, dans telle autre sa durée devra être graduellement augmentée et dépasser de beaucoup ce laps de temps. Mais ceci est affaire au médecin et nous n'en parlons ici que pour nous élever contre cette tendance routinière des baigneurs qui pensent que purement et simplement *demander un bain* répond à tous les desiderata de la médecine hydro-minérale, dispense de tout ce qui relève du tact médical, de l'habitude et du discernement cliniques.

L'action des bains à minéralisation de degré différent produit, comme tout le monde le sait, des résultats divers et selon les conditions individuelles parfois opposées. Ces différences tiennent-elles à l'absorption ou ne sont-elles que le résultat d'un effet de contact ?

En ce qui nous concerne nous sommes très disposés à attribuer les effets des bains à l'influence que Sydney-Ringer a désignée sous le nom de *counter-irritation* et que M. le professeur Bouchard décrit dans ses récentes études sous la dénomination de *réaction nerveuse*. Ainsi par leur contact avec les extrémités terminales des nerfs cutanés, les bains produiraient, par voie de réaction nerveuse, des phénomènes qui varient suivant leur composition ; et c'est à cette action qu'il faudrait rapporter l'influence si énergique que les bains exercent sur l'économie, sans que l'on ait à faire intervenir une absorption qui semble indiscutable au vulgaire, mais que l'expérimentation sévère est encore loin d'avoir démontrée.

Je me borne volontairement ici à cette indication sommaire relativement à l'action des bains sur l'organisme et sur le tégument externe ; je renvoie pour plus amples détails à mon précédent ouvrage.

Douches. — Elles constituent un agent très important de la médication thermale ; leurs effets seront variables à l'infini, suivant qu'on les emploiera générales ou locales, suivant leur température, la durée, la force ou la forme du jet. Plus encore que toutes autres, ces diverses conditions et la diversité des prescriptions qu'elles impliquent ressortissent entièrement à la direction du médecin.

Pulvérisation. — L'emploi des douches d'eau pulvérisée est utilisé avec succès coutre les dermatoses de la face, notamment toutes les variétés d'acné, l'eczéma chronique, certaines affections des paupières, du conduit auditif, du pharynx.

Irrigations naso-pharyngiennes. — Elles ont une efficacité éprouvée dans l'inflammation chronique des fosses nasales, dans les coryzas à sécrétions fétides.

Inhalation chaude. — Quant à notre salle d'inhalation chaude, l'usage ne m'en a paru indiqué que dans certaines variétés d'asthme et dans les affections catarrhales chroniques.

(¤✴¤)

Source ferrugineuse.

L'ANALYSE de cette source est due, comme celle de la source saline et sulfureuse, à M. Jules Lefort.

grammes.

Densité	1,007		
Azote à zéro et à 760 m	16,3		
Oxygène.	3,2		
Acide carbonique libre. . . .	6,5	ou	0,1027
Bi-carbonate de chaux			0,1015
Bi-carbonate de fer.			0,0204
Sulfate de chaux			0,0960
— de magnésie			0,0585
— de potasse et d'ammoniaque. . . .			impondérable.
Nitrate de chaux.			—
Arséniate de fer.			—
Chlorure de sodium			0,0088
Silice			0,0132
Matières organiques			indices.
			0,3111
Poids du résidu salin à 180 degrés			0,2420

Les propriétés des eaux ferrugineuses sont parfaitement connues et on sait avec quel avantage on peut les utiliser. Celle d'Uriage est employée uniquement en boisson.

Application aux diverses maladies.

EN tant que salines et sulfureuses, les eaux d'Uriage conviennent dans les maladies chroniques de la peau et tout spécialement dans les formes suivantes : eczéma, pityriasis, alopiéce prématurée, alopécie séborrhéïque, acné, éruptions furonculeuses, herpès récidivant des parties génitales, érisypèles à poussées intermittentes, tuberculose cutanée, lupus, psoriasis, etc.

Dans toutes ces dermatoses et surtout pour l'eczéma, c'est au malade, à l'eczémateux, que le traitement s'adresse en tant que médication générale.

Comme l'a si justement dit M. le docteur Ernest Besnier, « *il n'y a pas* de traitement général de l'eczéma, il n'y a que des eczémateux à qui il faut appliquer le traitement général indiqué par leur état constitutionnel, ainsi que par les états organopathiques divers qui peuvent coexister, états organopathiques qu'il importe de régulariser, quel que soit le rôle qui leur est attribué dans la genèse de l'eczéma. »

En ce qui concerne le traitement des eczémateux
à Uriage, la première condition est que les eaux
ne soient pas appliquées pendant la période aiguë,
pendant la phase d'*activité ascendante*.

La seconde indication dont on doit tenir compte
c'est l'*état constitutionnel ;* état sous l'influence duquel on peut supposer, il est rationnel de présumer
que l'eczéma s'est développé. Dans la plupart des cas,
c'est en se guidant sur cette donnée qu'on obtien-
dra les meilleurs et les plus durables résultats. Or,
d'après ce que j'ai dit de l'action générale de nos
eaux, il est facile de pressentir quels sont les
états organopathiques, *eczématogènes,* qui, étant
donnée une éruption eczémateuse, seront plus
particulièrement justiciables et partant rendront
l'éruption elle-même plus particulièrement justi-
ciable de notre traitement thermal.

En raison de la composition chimique d'Uriage
et au nom d'une observation clinique déjà longue,
j'affirme la certitude de résultats satisfaisants sur
tous les eczémateux chez lesquels on avait pu
reconnaître comme cause probable des lésions
cutanées, le lymphatisme, la scrofulose, l'anémie,
l'arthritisme.

Les propriétés reconstituantes très marquées de nos eaux répondent très bien aux états constitutionnels que je viens d'énumérer; d'autre part, elles augmentent et régularisent les fonctions de la peau, si souvent troublées chez les arthritiques. Enfin, étant tout à la fois salines et sulfureuses, elles déterminent rarement des *poussées*, et quand il s'en produit, elle sont toujours légères et jamais elles ne nécessitent l'interruption du traitement thermal.

De ce côté donc, on n'a, en aucun cas, à craindre une excitation trop énergique sur le tégument.

Mais, outre cette influence sur l'*eczémateux*, il faut encore tenir compte de l'action des eaux sur la lésion eczémateuse. Eh bien! il est d'expérience vulgaire que cette eau saline et sulfureuse constitue par elle-même un excellent topique, même chez les eczémateux les plus irritables, qui supportent mal toute espèce de pommades. Elles calment le prurit, si atrocement pénible dans certaines variétés d'eczéma, et qui d'ailleurs complique souvent d'autres dermatoses.

Dans les différentes variétés d'acné, l'eau d'Uriage m'a toujours rendu d'excellents services ; le traitement local a toutefois, dans ces cas, une très réelle importance, surtout en ce qui concerne l'acné rosée, où les pulvérisations sont particulièrement indiquées.

Chez bon nombre d'acnéiques, il existe une certaine paresse des voies intestinales, de la constipation. L'eau prise de temps en temps, à dose légèrement laxative, devient alors, sous cette forme, un utile auxiliaire de la médication générale.

D'autres détails seraient assurément nécessaires pour bien faire comprendre l'affectation de nos thermes à chacune des maladies que l'expérience m'a appris à considérer comme en étant justiciables. Mais le cadre restreint de ce *memento médical* ne me permet pas et surtout la qualité de ceux à qui il s'adresse, me dispense heureusement de m'étendre davantage.

Dans les affections lymphatiques et scrofuleuses, tout particulièrement chez les enfants — elles constituent de *véritables bains de mer sulfureux en montagne.*

Parmi les si nombreuses et si diverses manifestations du lymphatisme et de la scrofulose, celles
qui paraissent avant tout justiciables des eaux
d'Uriage sont les suivantes : en première ligne cet
état morbide produit par l'alanguissement, le
ralentissement de la nutrition, si ingénieusement
déterminé et si clairement décrit par Bouchard,
dans lequel il existe une vulnérabilité marquée de
l'organisme, état qui est souvent le point de départ
de tant de maladies chroniques de différente nature.

Les eaux d'Uriage ont une action non moins
incontestable, non moins bienfaisante chez tous les
enfants qui encombrent les villes et dont le lymphatisme se révèle par une face pâle, parfois plaquée
de rouge, bouffie, lèvres volumineuses, épaisses,
fendillées (surtout la lèvre supérieure), nez tuméfié,
chairs flasques, ventre volumineux, extrémités
articulaires osseuses saillantes. Ces enfants, ainsi
qu'une autre variété de lymphatiques bien spécifiée
par Lisfranc, ceux-là à peau fine, mais colorée,
teint floride, à l'aspect *appétissant*, dirait une mère,
souvent frappés, sans cause apparente, d'éruptions,
d'engorgements ganglionnaires, de flux persistants
des muqueuses, etc.

C'est dans ce lymphatisme, bien que souvent il n'y ait pas de localisations pathologiques spéciales et que les fonctions seules paraissent languissantes ainsi que le développement retardé, que l'on voit, sous l'influence du traitement d'Uriage, se produire en peu de temps des changements profonds et décisifs.

Ces enfants lymphatiques, anémiés, par euphémisme dénommés *délicats*, présentent très fréquemment une disposition marquée aux rhumes, aux bronchites. La cause en est surtout dans l'insuffisant ou défectueux fonctionnement de la peau ; ils transpirent facilement au moindre exercice musculaire, et, dans ces conditions ils sont très exposés aux refroidissements, et par suite aux accidents thoraciques précités. Uriage doit réussir dans ces cas, et par le fait il réussit en régularisant les fonctions de la peau et en relevant en même temps les forces de l'organisme tout entier.

La blépharite ciliaire, la conjonctivite phlycténulaire, la kératite vasculaire superficielle, lésions que l'on observe si fréquemment chez les enfants lymphatiques, faibles, anémiés, relèvent également de la médication tonique et résolutive d'Uriage.

Nous en dirons autant de certaines affections des oreilles, de l'otite externe, du catarrhe chronique de l'oreille, de l'inflammation chronique des fosses nasales, des coryzas à sécrétions fétides ; de la vulvite des petites filles lymphatiques ; des engorgements des ganglions lymphatiques ; des gommes scrofuleuses; des affections des os, de la scrofule osseuse. Dans tous ces cas c'est aux eaux minérales, aux bains de mer, à l'hygiène, etc., que l'on doit s'adresser, comme constituant les meilleurs et les plus actifs agents de prophylaxie et de traitement. Parmi les eaux minérales, les sources chlorurées sodiques sulfureuses et chlorurées sodiques, sont celles qui agissent de la manière la plus active et la plus efficace chez les enfants soumis aux conditions pathologiques dont il est question.

C'est dans ce même ordre d'indications que les eaux chlorurées sodiques sulfureuses, notamment celles d'Uriage, servent à titre de reconstituantes, de modificatrices de l'économie, du lymphatisme, chez les enfants prédisposés à la tuberculose. Que la prédisposition soit héréditaire ou acquise, on pourra ainsi en éloigner ou même en reculer indéfiniment l'échéance. (Ce n'est qu'à ce point de vue, ce n'est que dans ces limites bien circonscrites, que le médecin est autorisé à en conseiller l'emploi, c'est-à-dire quand la prédisposition seule existe ; car dès que l'on peut constater quelque lésion du parenchyme pulmonaire, cette médication serait rigoureusement contre-indiquée.) En somme, c'est en opérant dans cette voie que l'on arrivera à créer ce que M. Ernest Bernier a si judicieusement appelé : *la prophylaxie des maladies chroniques;* laquelle consiste, en principe, à instituer une direction hygiénique et médicale, basée d'abord sur l'examen de la constitution des ascendants, puis sur l'étude attentive des indices révélateurs que la série des développements de son organisme engendre et rend manifestes chez tel ou tel enfant.

C'est encore à l'action tonique et fortifiante qu'on fait appel et avec un réel succès, chez nous, dans certaines affections utérines : écoulements leu-corrhéiques, érosions, déviations.

Les diverses manifestations rhumatismales sont au même titre justiciables des eaux d'Uriage, spécialement lorsqu'elles se produisent chez des sujets lymphatiques ou anémiés.

Enfin dans la syphilis elles constituent un auxiliaire énergique du traitement spécifique, auxiliaire constamment utile, mais tout particulièrement indiqué :

1° Dans les syphilis dont l'évolution décèle une aggravation progressive réalisée en dépit du traitement pharmaceutique (dont les doses d'ailleurs sous l'influence de l'eau thermale peuvent, quand il y a lieu, être surelevées sans avoir à redouter aucun accident);

2° Dans toutes les lésions syphilitiques, osseuses, viscérales ou ulcératives du tégument;

3° Dans toutes les lésions syphilitiques du système nerveux.

A un autre point de vue les malades viennent souvent demander à nos eaux une réponse à cette question si troublante : « Je n'ai plus de lésions visibles. Suis-je guéri de ma syphilis? » Que répondre à moins de dire, avec le professeur A. Fournier, qu'à la manière de toutes les eaux sulfureuses, la sécurité qu'elles procurent est purement relative.

Ajoutons à l'usage de ceux qui viennent chercher cette réponse, que le coup d'œil du médecin est indispensable pour discerner les poussées vraiment caractéristiques, d'avec l'irritation générale, mais éphémère, née sous la seule influence de l'excitation thermale.

Hygiène — Régime.

IL paraîtra superflu à quelques-uns, mais j'estime indispensable de terminer cette courte notice par quelques mots sur l'hygiène et le régime aux eaux minérales; points, selon nous, essentiels, bien que malades et même médecins paraissent aujourd'hui n'y attacher que la plus médiocre importance.

Et cependant, l'observance de certaines précautions, de règles déterminées, utiles partout, seraient plus nécessaires encore quand on suit un traitement, quand on fait une cure.

L'expérience, en effet, ne confirme-t-elle pas, chaque jour, et par de frappants exemples, ce que très souvent le raisonnement prêche en vain : *prendre les eaux*, comme on dit, ne constitue qu'un des côtés de la question, ne résout qu'un des termes du problème; élément fondamental, je l'accorde, de la médication hydrominérale, mais non le seul.

Une *cure* aux eaux minérales comme dans une station hivernale, au bord de la mer comme dans tel ou tel sanatorium à une altitude déterminée, doit comprendre l'ensemble des moyens qui peuvent contribuer à rendre la santé. Il ne saurait évidemment suffire, comme d'aucuns aiment à se le persuader, de se rendre dans une station thermale ou dans un climat chaud ; de prendre dans le premier cas, un bain et deux à quatre verres d'eau par jour, dans le second, de se promener quelques heures au soleil, si en même temps on ne s'astreint d'une part à des règles hygiéniques et à un régime déterminé, et si de l'autre, on n'évite pas de s'exposer à certaines variations météorologiques (température, hygrométrie, etc...).

Mais combien peu de malades rencontre-t-on qui se soumettent à ces prescriptions ? Aussi combien compromettent irrémédiablement ainsi les résultats de leur traitement ou de leur séjour ! Il faut bien dire à leur décharge que, presque partout, la mode s'attache de plus en plus, et, avec un succès croissant, à transformer les localités thermales ou autres en lieux de plaisirs ou en séjours essentiellement mondains dans lesquels on s'inquiète peu du véritable malade.

N'a-t-il pas fallu, élevant au premier rang ce qui ne devrait être que l'accessoire, n'a-t-il pas fallu tenir compte, avant tout, des personnes qui accompagnent les malades, des touristes, des amateurs de villégiature, etc..., qui, eux, ne sauraient se passer de distractions, de fêtes, de salles de jeu! Par là, insensiblement, la station hydrominérale ou hivernale se métamorphose et devient le rendez-vous élégant qui, de gré ou de force, finit par entraîner le malade dans son joyeux tourbillon.

Loin de nous la pensée de supprimer tous les moyens de plaisirs. Ils sont utiles, nécessaires même, mais dans une certaine mesure et ne devraient jamais empiéter sur l'indispensable.

Il nous souvient toujours qu'à une époque déjà lointaine, bien avant la guerre néfaste, nous faisions un voyage en Allemagne dans le but d'y étudier les principaux établissements d'eau minérale. Arrivé dans l'un des plus importants, nous demandons, en sortant de la gare, de nous conduire à l'*Établissement*. Comprenant à demi-mot, notre guide nous y conduit avec le plus grand empressement et nous amène en face du Casino, en nous disant d'un air satisfait: « Voici. » Sur notre remar-

que c'était l'établissement thermal que nous dési-
rions visiter, il nous répondit d'un air étonné que
quand on demandait l'*Établissement*, cela s'enten-
dait évidemment de la roulette ou du trente et
quarante, et, qu'en général, on s'informait peu du
premier.

Mais laissons là ce rôle de mentor, et transi-
geons en disant que sans vouloir faire des stations
thermales ou autres, des chartreuses ou des cloîtres
silencieux et solitaires, il faut avant tout que les
premiers et les meilleurs éléments de distraction
soient le grand air, les promenades et la vie calme
et tranquille. A Uriage, l'attrait et la proximité
des sites champêtres opposent à l'envahissement
mondain l'obstacle le plus sûr, celui contre lequel
s'élèveront le moins de réclamations.

Une cure aux eaux minérales représente un ensemble de causes qui toutes sont appelées à jouer
un rôle : l'usage des eaux, l'éloignement de la
ville et des affaires, le séjour dans un air pur,
oxygéné, enfin des règles hygiéniques et diététiques, auxquelles il est souvent difficile de s'as-
treindre au sein des exigences sociales, et dont

l'inobservance fut néanmoins souvent pour beaucoup dans l'apparition de la maladie et est pour la plus grande part dans sa persistance indéfinie.

Il est des règles qui sont communes à tous les baigneurs et d'autres qui sont en rapport avec la nature des affections plus particulièrement traitées dans telles ou telles stations déterminées.

Les règles générales consistent surtout dans les précautions que l'on doit prendre soit au sortir du bain ou de la douche, soit à certaines heures de la journée. Nous ne saurions trop insister sur l'importance de ces précautions, surtout chez les rhumatisants. Elles sont très variables : toutefois sans vouloir poser ici des règles inflexibles, il sera peut-être utile de donner quelques indications. D'une manière générale, il est préférable de prendre son bain dans la matinée et ensuite de se mettre au lit au moins pour une demi-heure. Ce n'est, du reste, que dans ces conditions que l'on se sèche bien et complètement. Quelques soins que l'on prenne, quelque vigilant qu'ait été votre *baigneur* ou votre *baigneuse,* il est très difficile sinon impossible d'arriver à un résultat satisfaisant. Ceci est surtout indispensable aux rhumatisants. Est-il besoin de recommander expressément l'usage du linge chaud ?

Après la douche chaude, notamment, le séjour au lit me paraît absolument nécessaire; et, dans des cas déterminés, il faut avoir recours à l'emmaillottement qui fait succéder à la franche sudation provoquée par la température de l'eau une douce moiteur dont la sensation de bien-être qui l'accompagne révèle assez le salutaire effet.

En général, la douche écossaise exige, au contraire, consécutivement un certain degré d'exercice, une réaction en plein air. Ainsi exécutee, elle est essentiellement un agent de reconstitution.

A Uriage, où nous avons affaire à un grand nombre de sujets atteints de maladies de la peau, le régime alimentaire devrait jouer un rôle capital. Or, il n'en est malheureusement pas ainsi. Dans nos consultations nous ne cessons d'insister avec la plus grande énergie sur la nécessité d'un régime déterminé qui correspond et à la composition de nos eaux et au genre d'affections qu'on y traite.

L'alimentation doit être réglée d'après ces considérations. Ainsi, il est incontestable que dans les dermatoses il faut proscrire absolument l'usage de la viande de porc, de la charcuterie, des poissons de mer, coquillages, etc..., en un mot de tous les *frulli di màre*, gibier faisandé, aliments épicés et salés, sauces, ragoûts, fruits rouges, acides, vin pur et liqueurs. Ce sont là des exclusions fondamentales pour toute personne atteinte d'eczéma, de psoriasis, d'acné, etc., tout particulièrement dans les dermatoses de nature séborrhéique, on supprimera les aliments gras. Mais il s'entend que ce régime devra encore être modifié et complété suivant les indications individuelles, selon les autres états morbides (nervosisme, lymphatisme, etc.), ou les incompatibilités connexes. Ainsi, à quelques-uns il faudra défendre les farineux, la pâtisserie, certaines viandes; à d'autres prescrire l'usage exclusif du lait aux repas, ou de l'eau pure additionnée d'une très faible quantité de cognac ou d'eau de vie; parfois il y aura lieu de permettre un peu de thé léger ou de bière faiblement alcoolisée; pour les eczémateux d'origine arthritique un régime dans lequel les végétaux prédomineront s'impose; au contraire pour les lymphatiques, les débilités une alimentation plutôt animalisée.

Mais ces dernières recommandations sont

exclusivement du ressort du médecin traitant : c'est
même la preuve de leur importance que de ne
pouvoir être comprises sous une formule unique.
Nous ne faisons donc que les signaler ici pour
montrer la place que le choix des aliments tient
dans le régime de nos malades.

Mais ce que nous désirerions voir s'établir
à Uriage, notamment à l'adresse de cas spécialement tenaces ou récidivants, c'est un régime
alimentaire, varié — par les artifices culinaires
permis — comprenant presque exclusivement :
bœuf, volaille, mouton, etc.; poisson d'eau douce,
œufs, légumes verts, laitage ; alimentation qui
convient merveilleusement soit aux personnes
affectées de maladies de peau invétérées, aux enfants
aux lymphatiques, aux anémiés, aux syphilitiques,
qui constituent pour la plus grande partie la clientèle
de nos thermes. Que nous sommes loin aujourd'hui
de l'époque où Bertrand, au Mont-Dore, Prunelle,
à Vichy, surveillaient le menu des tables d'hôte, et
imposaient brutalement, draconiennement, leur
volonté souveraine, même aux souverains, étonnés
de redevenir simples sujets dès qu'ils étaient entrés
dans ce sanctuaire où l'on ne promettait la santé

qu'au prix de l'obéissance (1). Si la surveillance de
ces maîtres paraissait tyrannique pour quelques-
uns de leurs tributaires, combien n'était-elle pas
salutaire à la plupart ! L'écueil serait évidemment
de tomber dans une réglementation routinière ;
avec un peu d'attention il sera toujours facile de
s'y soustraire, et il ne saurait, du reste, être question ici que d'un cadre général, lequel doit s'élargir
ou se resserrer autour de chaque cas particulier.
Mais à côté du régime, il est d'autres prescriptions
hygiéniques que nous tenons à signaler. Aux eaux
il faut renoncer, avons-nous déjà dit, à certaines
habitudes de la grande ville.

---

(1) On cite du docteur Bertrand un trait d'autocratisme
typique. L'usage des produits du pâtissier, dans certaines affections, était rigoureusement interdit par lui. Or, faisant un jour,
canne au bras, tabatière en main, sa promenade d'inspecteur,
presque toujours *ronde d'inspection*, ne rencontre - t - il
pas une bonne portant fièrement étalée une tourte couverte
du *glacé* et garnie des *nonpareilles* obligées. « A qui portez
vous ce chef-d'œuvre, mon enfant, lui dit Bertrand ? —
Mais c'est pour le service de S. A. R. Madame la duchesse
d'Angoulême, répond la petite se rengorgeant. — La duchesse
d'Angoulême ! fit Bertrand, en saupoudrant de sa prise de tabac
la surface appétissante. Eh ! bien, portez-la lui maintenant.
S. A. R. la trouvera meilleure assaisonnée de ma main ! »

Le régime seul, en effet, quelque rigide qu'il soit, ne saurait suffire. Les émotions morales vives, notamment celles que donnent le jeu, les veilles prolongées, contribuent pour une large part à la dépression de l'organisme, et ont incontestablement une grande nocuité quant à l'évolution des maladies de la peau, ainsi notamment que des lésions syphilitiques. Il n'est pas rare d'assister à des exacerbations, de voir des récidives se produire surtout chez les personnes atteintes d'eczéma, de psoriasis, d'acné, etc., chaque fois qu'elles s'écartent de l'hygiène et de la vie régulières. Chez nos malades ces influences seraient nuisibles, car souvent même ce sont elles qui ont, antérieurement, exercé leur fâcheuse action et entretenu les divers accidents pour la cure desquels on vient à Uriage. Nous insistons sur ce point et nous terminerons ces considérations sommaires en disant que dans une cure thermale on ne saurait, médecins et malades, prendre en trop vigilante considération ces éléments complémentaires auxquels une part revient incontestablement dans les résultats obtenus.

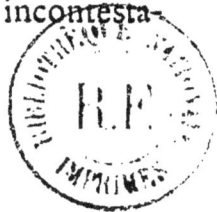

TABLE DES MATIÈRES

❖

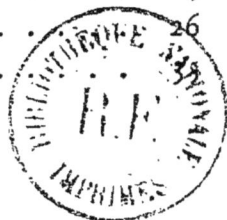

LYON
IMPRIMERIE MOUGIN-RUSAND
3, Rue Stella, 3
1889

288

www.ingramcontent.com/pod-product-compliance
Lightning Source LLC
Chambersburg PA
CBHW071347200326
41520CB00013B/3138